DE L'EXTIRPATION

DU

CANCER DE LA LANGUE

PAR

Le Docteur J.-D. ÉBRARD
Tallard (Hautes-Alpes).

LYON
ASSOCIATION TYPOGRAPHIQUE
F. PLAN, RUE DE LA BARRE, 12.

1889

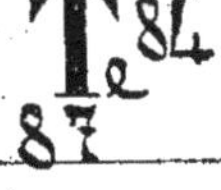

DE L'EXTIRPATION

DU

CANCER DE LA LANGUE

PAR

Le Docteur J.-D. ÉBRARD
Tallard (Hautes Alpes).

LYON
ASSOCIATION TYPOGRAPHIQUE
F. PLAN, RUE DE LA BARRE, 12.

1889

A LA MÉMOIRE DE MON PÈRE

A LA MÉMOIRE DE MA MÈRE

A MON PRÉSIDENT DE THÈSE

M. LE PROFESSEUR LÉON TRIPIER

DE L'EXTIRPATION

DU

CANCER DE LA LANGUE

L'opportunité de l'intervention opératoire dans les cas de cancer de la langue est loin d'être admise sans conteste par tous les chirurgiens. C'est ainsi que dans une séance de la Société de chirurgie (14 novembre 1887), M. Verneuil a pu dire que ses résultats étaient désastreux, et qu'après avoir opéré une quantité prodigieuse d'épithéliomas de la langue, il ne connaissait qu'un malade dont la guérison s'était maintenue au bout d'un an. MM. Bouilly et Polaillon partageaient la manière de voir de M. Verneuil.

Nous sommes disposés à être moins pessimistes ; à défaut d'autres preuves, nous citerons les faits de M. le professeur Léon Tripier, qui certes, sont plus encourageants que ceux présentés à la Société de chirurgie. Sur six cas, il y en a deux qui remontent à six ans environ; un autre à près de deux ans. Inutile d'ajouter que chaque fois, l'examen histologique a été

2

fait et qu'on ne peut invoquer une erreur de diagnostic.

On a prétendu aussi que l'opération donnait un coup de fouet au processus, autrement dit, hâtait le dénouement fatal. Sans doute, il faut tenir compte des cas, dans lesquels on n'a pas enlevé tout le mal, et on sait combien cette faute est facile à commettre, si on n'opère pas largement, étant donnée la tendance toute spéciale du néoplasme à la diffusion. Mais cette part une fois faite, nous voudrions bien savoir sur quoi on se fonde pour avancer que l'extirpation lorsqu'elle peut être complète donne un coup de fouet au processus? Autant dire immédiatement qu'il ne faut jamais opérer dans les cas de cancer, quel que soit le siège ou la variété du néoplasme!

Reste l'argument autrement sérieux tiré de la difficulté de l'opération et des chances qu'on fait courir au malade comparées au peu de bénéfice qu'on lui offre, quand il s'agit de tumeurs siégeant profondément ou ayant envahi les ganglions.

En ce qui concerne le premier point, nous ferons remarquer que la section du maxillaire à la façon de Sédillot donne tout le jour nécessaire; on ne pouvait faire à ce procédé qu'une objection, qui consiste dans la difficulté de maintenir les deux fragments en place. Or, M. le professeur L. Tripier emploie un mode de suture qui obvie entièrement à cet inconvénient.

Pour se mettre à l'abri de l'hémorrhagie, notre maître se sert de la ligature élastique temporaire dont nous ferons connaître le mode d'application; les expériences que nous avons faites sur le cadavre nous permettent d'affirmer que c'est là un moyen d'hémostase sur lequel on peut absolument compter.

On peut de cette façon se servir du bistouri, ce qui permet de bien mieux se rendre compte de ce qu'on fait. Enfin, on utilise le thermocautère comme moyen d'assurer ultérieurement l'hémostase, une fois la ligature enlevée et pour mettre la plaie à l'abri de l'infection.

Quant au pansement, il est fait de telle sorte qu'on est à peu près certain de ne pas avoir de complications septiques ce qui est un point très important ; il ne s'est jamais produit des complications de ce genre chez les malades opérés par M. L. Tripier.

On peut dire d'après cela que le manuel opératoire a été tout à la fois simplifié et mis en rapport avec les données de la chirurgie actuelle.

Quant au deuxième point, celui qui a trait aux accidents que court le malade, on peut avancer qu'ils ont considérablement diminué par cela même que les difficultés et les chances d'infection sont moindres. A vrai dire, il y aura toujours ce qu'on est convenu d'appeler, *de mauvais cas*, où il est impossible de délimiter exactement le néoplasme ; les ganglions carotidiens peuvent être pris ; le sujet lui-même laisse à désirer (tare organique) ; dans ces cas, comme le dit notre maître — quand on hésite, mieux vaut ne pas opérer.

Notre travail se divise en quatre chapitres :

1° Préliminaires ;

2° Historique ;

3° Procédé opératoire de M. le professeur L. Tripier : ligature élastique temporaire, procédé de suture du maxillaire, pansement ;

4° Discussion et conclusions.

Mais avant d'entrer en matière, que notre excellent maître, M. le professeur Léon Tripier, qui nous a fait l'honneur d'accepter la présidence de notre thèse inaugurale, et qui n'a cessé de nous prodiguer ses conseils aussi bienveillants qu'éclairés, veuille bien nous permettre de lui offrir le témoignage de notre profonde reconnaissance.

Nous adresserons aussi nos remerciements les plus sincères, à M. le docteur Imbert, chef de clinique chirurgicale, pour tous les renseignements qu'il a bien voulu nous fournir et la large part qu'il a prise à nos expériences.

CHAPITRE I

PRÉLIMINAIRES

L'épithélioma de la langue est une tumeur essentiellement maligne, à marche envahissante et rapide. Rare chez les adolescents, plus fréquente chez l'homme que chez la femme, elle paraît ordinairement entre 50 et 70 ans, et siège le plus souvent sur la pointe, le milieu des parties latérales ou la base de la langue. Souvent aussi, l'épithélioma envahit le plancher buccal, l'amygdale ou la région des glandes sublinguales, et dans certains cas, on l'a vu s'étendre jusqu'au pharynx ou au larynx.

L'épithélioma peut se présenter sous deux formes : 1° la forme papillaire. Il se présente alors sous l'aspect d'un blanc laiteux, que Debove a décrit sous le nom de psoriasis buccal, et que Vidal avait déjà appelé leucoplasie buccale. Peu à peu les éléments épithéliaux s'infiltrent dans la muqueuse linguale qui se creuse de sillons profonds aboutissant à l'ulcération.

2° La forme interstitielle, décrite par Thiersch, débute d'emblée dans la profondeur des sillons interpapillaires. Sa marche est plus rapide que dans la forme précédente, mais l'ulcération est plus lente à se produire.

Le seul moyen rationnel d'enrayer la marche de cette affection consiste dans une intervention chirurgicale large et précoce.

Quant au traitement interne, nous n'en parlerons que pour en reconnaître l'inutilité, et si dans les cas où le diagnostic est douteux, nous sommes partisans de l'iodure de potassium à doses massives, et cela, pendant l'espace de quelques jours seulement, nous rejetons d'une façon absolue les cautérisations que nous considérons comme pernicieuses.

C'est, du reste, l'opinion de M. Verneuil qui, en 1880, déposait à la Société de chirurgie les conclusions suivantes, soutenues par MM. Trélat et Terrillon. « Le traitement interne et les applications topiques n'ont jamais guéri un épithélioma de la langue. Le mercure et l'iodure sont non seulement impuissants, mais encore nuisibles. L'opération est indiquée ; pratiquée de bonne heure, quand l'épithélioma est limité, elle est efficace, peu grave et assez facile. »

Malheureusement cette affection est rarement limitée, excepté au début, car indépendamment des parties voisines qui peuvent être envahies par le néoplasme, nous savons que la généralisation se fait toujours par la voie des lymphatiques.

Les lymphatiques de la langue, d'après les recherches de M. Sappey, sont de trois ordres et se rendent à trois groupes différents de ganglions. Le premier groupe est situé sur la partie latérale du cou, et reçoit les lymphatiques de la partie postérieure et des bords de la langue. Le second, occupe le voisinage de la glande sous-maxillaire et reçoit les lymphatiques de la partie moyenne de la face dorsale.

Enfin, les troncs antérieurs après avoir plongé dans l'épaisseur du tissu musculaire apparaissent sous la face inférieure et vont se rendre aux ganglions situés sur les côtés du corps thyroïde.

Dans les cas d'épithélioma de la langue, les ganglions malades se présentent tantôt sous forme de petites glandes arrondies, indolentes, roulant sous le doigt, tantôt au contraire sous la forme de masses multiples, volumineuses et immobiles.

Les ganglions présentent, au point de vue opératoire, une importance capitale. En effet, lorsque l'épithélioma s'est propagé aux ganglions sous-maxillaires, l'opération est possible et indiquée ; si, au contraire, la chaîne cervicale est envahie, ainsi que les ganglions carotidiens, lorsqu'enfin le néoplasme a gagné les maxillaires, le pharynx, le larynx, nous devons nous abstenir de toute intervention.

Dans ce cas, l'opérateur, quelque habile qu'il soit, ne pourra pratiquer l'ablation de tous les tissus malades, et s'exposera à des récidives fatales et précoces. « Elles sont fréquentes, en effet, disent MM. Follin et Duplay, même après les opérations les plus complètes en apparence, et ces récidives se produisent tantôt sur place, tantôt dans les ganglions. Elles sont tellement fréquentes, que la Société de chirurgie n'a pas craint de formuler l'axiome suivant : « La récidive des cancers de la langue à la suite d'opération est la règle, l'absence de récidive est l'exception. » Cette conclusion est peut-être trop absolue, mais à supposer que l'on ne doive jamais compter sur la guérison radicale du cancer de la langue, ce ne serait pas une raison pour ne pas intervenir, car une opération donne encore au malade des mois et des années de repos. »

Les statistiques de Billroth, de Vienne, de Schlapfer, de Zurich, et de notre maître, M. le professeur L. Tripier, viennent en effet confirmer cette manière de voir.

En 1873, Billroth présenta à la Société de chirurgie allemande un travail sur l'ablation du cancer de la langue par la région sus-hyoïdienne. Sur 10 opérations, il comptait 4 morts, 5 succès opératoires (ces 5 ont été perdus de vue), mais le sixième, chez lequel l'opération avait été fort étendue, n'avait pas de récidive au bout de dix-huit mois. Chez ce dernier toute la langue et tous les ganglions sous-maxillaires avaient été enlevés.

Schlapfer, de Zurich, a réuni 50 cas, parmi lesquels on compte 11 morts des suites de l'opération, 4 guérisons douteuses, 35 succès opératoires ; 12 de ces 35 opérés ont été suivis pendant un temps suffisamment long. La récidive s'est montrée au bout de 4, 6, 7, 9, 12, 20, 24 et 36 mois. 5 sont morts de cette récidive. 1 est mort de phthisie ; on ignore comment sont morts les 6 autres, après la constatation de récidive.

Ajoutons enfin que M. le professeur L. Tripier a pratiqué six fois cette opération. Le premier est sorti du service dans un état satisfaisant (il a été perdu de vue); le second est mort de syncope pendant l'opération; le troisième et le quatrième, opérés l'un le 30 octobre 1883, l'autre le 14 décembre 1884, vivent encore; le cinquième a survécu un an et demi; le sixième a été opéré ces jours derniers.

Ces statistiques sont loin d'être décourageantes, aussi le chirurgien doit-il toujours intervenir lorsque l'opération est possible.

Mais comment pénétrer dans les profondeurs de la bouche? La langue est fixée d'une part à l'os hyoïde, aux piliers du voile du palais et au maxillaire inférieur; elle est limitée d'autre part, sur les parties latérales, par les joues et les arcades dentaires; en haut, par la voûte palatine; en bas, par le plancher buccal. L'ouverture seule des lèvres nous permet d'arriver sur cet organe. Or, cette ouverture n'est pas susceptible d'une grande extension. En effet, si son diamètre transverse augmente, son diamètre vertical diminue et les doigts ne peuvent jouer librement dans la bouche, soit pour explorer une tumeur, pour l'exciser, pour y porter des fils à ligature, ou enfin pour arrêter une hémorrhagie.

Tel est le problème que les chirurgiens se sont efforcés de résoudre.

CHAPITRE II

HISTORIQUE

L'ablation du cancer de la langue, est une opération moderne. Avant ce siècle, quelques chirurgiens, tels que Marchetti, von Hoffmann, Ruysch et Memonista (1737), Heister (1743), Guthrie en Angleterre (1756), Louis en France (1774), essayèrent de pratiquer cette opération. Mais ils n'eurent pas de nombreux imitateurs, car la routine et surtout la crainte de priver les malades de l'usage de la parole éloignaient les chirurgiens de toute opération sur cet organe. Avec le temps, ces préjugés disparurent, et au fur et à mesure que la chirurgie fait des progrès, nous voyons apparaître des procédés opératoires multiples, variés, nettement définis : 1° la ligature ; 2° la ligature préventive des linguales ; 3° l'écrasement ; 4° l'incision de la joue ; 5° la méthode sus-hyoïdienne ; 6° la section du maxillaire inférieur.

L'hémorrhagie est la première difficulté à laquelle se soient heurtés les chirurgiens. Pour parer à ce danger, les uns, comme Inglis (1803), Mayor (1827), Cloquet (1827), Mirault (1833), Vidal et Cassis, ont eu recours à la ligature. Cloquet passait des fils par la région sus-hyoïdienne pour extirper un néoplasme situé sur la moitié latérale de la langue et s'étendant jusqu'à l'épiglotte. Mirault pratiquait aussi l'ablation de ces tumeurs au moyen d'une double ligature portée au travers de la partie médiane de la base. Vidal et Cassis enfonçaient une aiguille armée d'un fil au-dessus de l'os hyoïde, et, après avoir traversé la langue de bas en haut, allaient ainsi étrangler transversalement cet organe en arrière de la tumeur.

D'autres, au contraire, pratiquèrent la ligature préventive de la linguale. L'idée première de cette ligature appartient à Harvey, à Lamothe, Everard Home, Louis (1774). D'après Anger (thèse d'agrégation, 1882), Louis employait ce procédé non comme méthode définitive, mais pour pédiculiser la tumeur avant de l'exciser. Elle a été également préconisée par Flaubert et répandue par Roser.

En 1834, Mirault voulant éviter les complications dues à l'hémorrhagie, fit la ligature préventive de la linguale, et à la suite de cette opération la tumeur s'atrophia, d'où le nom de ligature atrophiante.

Puis apparurent trois nouvelles méthodes qui semblaient rendre inutile la ligature préventive, à savoir : l'écrasement linéaire, l'anse galvano-caustique et le thermocautère.

Chassaignac, en 1854, inventa l'écraseur et adopta

le procédé sus-hyoïdien de Cloquet, en remplaçant l'incision par une simple ponction (*Traité de l'Écrasement linéaire*, p. 31). Par ce procédé, il conduisait la chaîne d'écraseur en arrière de la tumeur et en fermant l'instrument dans l'espace d'un quart d'heure, on peut ainsi arriver à pratiquer l'opération sans aucune perte de sang. Numeley, en 1856, introduisit en Angleterre le procédé de Chassaignac (*Med. Times, and Gaz.*, 1852), qu'emploie encore Morrant Baker dans l'amputation de la moitié antérieure de la langue, mais avec de nombreuses modifications. Son procédé est décrit tout au long par l'auteur dans le *British Medical Journal* (1883, II, 765).

L'anse galvanique et le thermocautère peuvent également donner de bons résultats au point de vue de l'hémorrhagie, si on opère lentement et si on ne se sert que d'un courant très faible.

Enfin, Maisonneuve a attaché son nom à l'ablation par les caustiques. Il circonscrivait la tumeur à l'aide de flèches caustiques retenues en place par un tampon de charpie.

En même temps que les chirurgiens cherchaient à parer au danger de l'hémorrhagie, à l'aide des procédés que nous venons de passer en revue, des tentatives furent faites pour arriver sur le siège du néoplasme, les uns, à l'aide d'incisions faites sur les parties molles, les autres par la section du maxillaire inférieur.

Jaeger entra franchement dans cette voie en 1831, et eut recours à la section transversale de la joue pour pratiquer l'excision d'une tumeur de la langue.

Heyfelder relate cette opération dans le journal de Heckers (mars 1834). Maisonneuve, 1858, incisa de la même façon les deux joues, (comp. rend. Acad. sc. T. 57, 831, 1863.)

Mais cette opération ne tarda pas à se montrer insuffisante dans la grande majorité des cas.

En 1838, Regnoli, de Pise (*Bulletin des sc. méd.*, sept. 1838), et en 1861, Rizzoli, de Bologne, essayèrent de se donner du jour par la région sus-hyoïdienne. A cet effet, ils incisèrent la peau demi-circulairement, en partant des angles de la mâchoire et firent descendre une incision médiane jusqu'à l'os hyoïde. Les lambeaux tégumentaires furent rabattus de haut en bas et après avoir attiré la langue par cette ouverture, ils pénétrèrent dans la bouche pour exciser la moitié antérieure de cet organe.

Czerny, en 1870, modifia le procédé de Regnoli en faisant deux lambeaux latéraux. Kocher, en 1880 (Deutsche, Zeitschft, f. chirurg. XIII, 146, 1880), imagina un procédé qui consistait à ouvrir la bouche en arrière et au-dessous de l'angle de la mâchoire pour atteindre la base de la langue et l'enlever avec les ganglions.

M. Verneuil a apporté diverses modifications à la méthode dite sus-hyoïdienne. Voici son procédé, tel qu'il l'a préconisé dans une séance de la Société de chirurgie du premier décembre 1880.

Méthode de M. Verneuil. — 1er temps. — Incision partant de la symphyse du menton et allant jusqu'à l'angle de la mâchoire. Recherche de la faciale sur le bord du maxillaire et section de cette artère entre deux ligatures.

2e temps. — Ablation par décollement de la glande sous-maxillaire et des ganglions voisins. On rabat la glande en bas, et avant de la détacher, on lie en masse le pédicule qui renferme la faciale avant son entrée dans la glande.

3e temps. — La région sus-hyoïdienne ouverte, on recherche la grande corne de l'os hyoïde, puis l'artère linguale que l'on lie. Il est beaucoup plus simple de faire la ligature de la linguale dans ce troisième temps que de commencer l'opération par la ligature préalable de cette artère.

4e temps. — On passe une chaîne d'écraseur linéaire sur la ligne médiane de la langue et on divise l'organe en deux moitiés. Cette section peut se faire rapidement, si on agit exactement sur la ligne médiane, parce qu'il n'y a pas de vaisseaux qui puissent donner du sang, mais si l'on empiète sur un des côtés de la langue, il faut sectionner plus lentement pour éviter une hémorrhagie.

5e temps. — On détache les adhérences de la langue en dehors, soit avec le doigt, soit avec un instrument mousse. Pour cela, il suffit de déchirer les insertions des génio-glosses et des autres muscles extrinsèques.

6e temps. — La langue n'étant plus retenue que par ses adhérences postérieures à l'os hyoïde et aux piliers du voile du palais, on l'attire avec une pince à travers la plaie sus-hyoïdienne et on la coupe à sa base avec une chaîne d'écraseur, le thermocautère, l'anse galvanique, les ciseaux ou le bistouri. Cette section se fait à ciel ouvert, et si un vaisseau donnait on pourrait le lier facilement.

7e temps. — On fait la suture et le pansement de Lister applicable aux plaies cavitaires.

Méthode de Billroth. — Cette méthode est décrite dans Langenbeck. (Archiv. Bd. 16. Hft, 2.)

Trois ou sept jours avant l'opération, Billroth recommande de pratiquer le nettoyage complet des dents et de la muqueuse buccale avec une brosse et des solutions antiseptiques.

Après ces précautions, on pratique une incision d'environ 5 à 6 cent. près du bord du maxillaire inférieur, de façon que cette ligne corresponde exactement au milieu du menton. Du milieu de cette incision, on en pratique une autre longitudinale de 3 cent. dirigée un peu en dehors de l'os hyoïde. L'incision transversale doit d'un coup atteindre l'os, puis on détache le périoste de la face interne du maxillaire avec une rugine ; et avec les ciseaux ou le bistouri, on sectionne les muscles génio-glosses et génio-hyoïdiens.

On pénètre alors dans la cavité buccale et on sectionne la partie antérieure du mylo-hyoïdien, ainsi que la muqueuse du plancher buccal. Latéralement on aperçoit les ganglions et la glande sous-maxillaire que l'on peut enlever. Pour éviter l'hémorrhagie on peut lier les artères linguales au lieu d'élection, ou pratiquer la ligature des artères pendant l'opération.

On doit éviter surtout de sectionner l'hyo-glosse et le stylo-glosse, s'ils n'ont pas été envahis pas le néoplasme ; on attire ensuite la langue au dehors avec des pinces à griffe et on enlève toutes les parties malades jusqu'à l'épiglotte.

L'hémostase faite, on fixe les deux bords de la muqueuse du moignon lingual aux extrémités inférieures non réunies des incisions longitudinales et si le malade ne peut avaler on le nourrit à la sonde œsophagienne.

Il nous reste à parler de la méthode par la voie maxillaire et des diverses modifications que Billroth et Langenbeck lui ont fait subir.

Roux, mort en 1836, fut le premier qui pratiqua cette opération. (Maisonneuve, Thèse, p. 146). Sédillot modifia ce procédé en sectionnant l'os en coin. (*Gaz. des Hop.*, 1844, 83.)

L'amputation de la langue par la symphyse fut pratiquée la première fois en Angleterre par Syme, en 1857 et en 1858. (*Lancet* vol I, p. 468 et p. 168.) Il perdit ses deux malades, mais la même opération fut faite avec succès peu de temps après par Fiddes, qui en donne la relation dans le journal médical d'Edimbourg (IV, p. 1092, 1888-89).

Billroth (*Arch. f. Klinik. Chir.* 1862, 681), dans un cas de carcinome récidivé qui avait envahi la partie gauche et postérieure de la cavité buccale, pratiqua la double section latérale et temporaire du maxillaire inférieur. Son procédé se trouve entièrement exposé dans son observation n° II.

Langenbeck enfin (*Inaug. Dissert. de Bernary*, 1876) a imaginé la section latérale et temporaire du maxillaire inférieur.

Méthode de Langenbeck. — Une première incision partant d'une commissure se dirige verticalement vers le cartilage thyroïde. Il énuclée ensuite les ganglions et la glande sous-maxillaire, et après avoir divisé le digastrique et l'hyo-glosse, il lie l'artère linguale entre deux ligatures. Le maxillaire est alors scié entre la canine et la petite molaire, et le plus petit fragment luxé en dehors et en haut. Puis on incise la muqueuse du plancher de la bouche jusqu'au pilier antérieur du voile du palais ; on la détache du maxillaire et l'on divise le nerf lingual. La cavité buccale est alors accessible jusqu'à l'épiglotte. Pour extirper les parties malades, on divise la langue de haut en bas, et l'on sectionne en dernier lieu le côté malade à son union avec le ligament glosso-épiglottique. On doit autant que possible épargner un des génio-glosses.

Observation I.

Billroth (*Archiv. für Klinik chir. Langenbeck*, p. 651, B. 2).

P. G., âgé de 42 ans, vint me consulter pour une tumeur ayant débuté sur le frein de la langue au mois d'avril 1871. Le plancher buccal était envahi, les glandes sous-maxillaires n'étaient ni indurées, ni tuméfiées. — L'état général était bon.

A la fin d'avril, je pratiquais l'opération par la méthode sus-hyoïdienne. Je fis une incision suivant le bord du maxillaire inférieur, et après avoir tiré la langue au dehors, j'extirpais complètement les parties malades. L'opération fut longue et laborieuse, car, avec une rugine, je détachais le périoste de la face interne du maxillaire inférieur.

La plaie fut fermée par des sutures, et la guérison obtenue par première intention. Toutefois, il persista une fistule dans les 14 premiers jours, par laquelle s'écoulaient de la salive et des produits putrides.

Le 22 juin, guérison complète.

Observation II.

Billroth (*Arch. f. Clinik chir. Lang.*, p. 653, B. 2).

Au mois de septembre une récidive locale se produisit. Le carcinôme avait envahi la partie gauche et postérieure de la cavité buccale. Les ganglions lymphatiques étaient indurés et tuméfiés. Les douleurs étaient vives, et une sécrétion salivaire abondante s'écoulait par la bouche. J'hésitais à faire cette opération, lorsque sur ces entrefaites, Langenbeck vint à Zurich et me conseilla de l'opérer par la méthode suivante, que je pratiquais le 21 septembre 1871.

Après avoir sectionné la lèvre au niveau de la canine droite inférieure, je fis descembre mon incision au-dessous du maxillaire inférieur, puis je pratiquais, en partant du même point, une autre incision horizontale se dirigeant à gauche et passant au-dessous du bord libre de la lèvre inférieure. Arrivé à l'angle de la mâchoire, je fis encore une incision verticale.

J'arrachais alors la canine droite et l'avant dernière molaire gauche, et je pratiquais la double section du maxillaire à ce niveau, après avoir détaché les parties molles de la face interne de l'os. La portion sectionnée du maxillaire fut rabattue en bas, et dès lors, la cavité buccale devint accessible jusqu'à sa partie postérieure.

Les artères linguales avaient été préalablement liées. Les ganglions malades furent enlevés, et après avoir excisé la tumeur, je remis en place le maxillaire inférieur, que je fixais à l'aide d'une bande de gutta-percha embrassant exactement le maxillaire.

Les deux fragments furent ensuite fixés aux dents voisines et après avoir pratiqué deux trous à la face postérieure du maxillaire, j'introduisis des fils de platine que je liais au dehors. Les parties molles furent réunies par des fils métalliques.

Le malade au bout de 48 heures vit les fils de platine adhérents aux dents, céder, et la partie antérieure du maxillaire faire une saillie en avant.

Six fois, je remis de nouveaux fils autour des dents, ils ne tinrent pas plus de trois jours.

Finalement, le 26 octobre je pratiquais une suture osseuse complète, et le 27 novembre le malade sortait guéri.

Observation I.

Langenbeck (*Archiv. f. Klinik chir. 1877*, Bd 11, p. 66).

Hermann Huth, marchand, âgé de 59 ans, présentait un carcinome ulcéré de la moitié de la langue, adhérent au plancher de la cavité buccale, et s'étendant en arrière jusqu'à l'épiglotte. La glande sous-maxillaire droite était infiltrée. La maladie avait débuté au mois d'août 1874.

Le 28 mars 1875, je pratiquais la section latérale et temporaire du maxillaire inférieur, et j'extirpais ensuite la moitié de la langue située à droite, le plancher de la cavité buccale jusqu'à l'épiglotte, l'arc glosso-palatin, ainsi que les ganglions infiltrés; — suture osseuse; — suture des parties molles; — drainage. — Le malade est nourri les premiers temps à la sonde œsophagienne.

Le 3 avril, érysipèle léger.

Le 1er mai, extirpation d'un amas de ganglions indurés perceptibles dans la région latérale du cou à droite.

Le 31 mai, guérison et sortie du malade.

Le 6 juillet, récidive. — Inopérable.

Observation II.

Auguste Dingerdissen, maître d'hôtel, 44 ans. Carcinome ulcéré de la langue et du plancher buccal s'étendant en arrière jusqu'au foramen cœcum latéralement et légèrement à droite de la langue. — Ganglions lymphatiques indurés. — Début de la maladie 1873. — Périostite alvéolo-dentaire rapidement guérie.

En octobre 1874, petite tumeur sur le bord gauche de la langue, accroissement rapide et ulcération.

Le 11 avril 1875, opération. — Section latérale et temporaire du maxillaire inférieur; extirpation de la langue et du plancher buccal jusqu'à 2 centimètres 1/2 de l'épiglotte. Ablation des ganglions.

Affrontement osseux, — suture des téguments. — drainage. Le 13 avril, pas de fièvre, si ce n'est quelques exacerbations vespérales de 38,4. — Guérison rapide.

Le 20 octobre 1875, récidive.

CHAPITRE III

PROCÉDÉ OPÉRATOIRE DE M. LE PROFESSEUR L. TRIPIER

Le procédé opératoire de M. le professeur L. Tripier se rattache à la voie maxillaire et diffère des précédents par des modifications importantes qui font l'objet principal de notre travail. Ces modifications sont : 1° la ligature élastique temporaire, en tant que moyen hémostatique ; 2° la suture des deux fragments du maxillaire inférieur ; 3° le pansement.

Voici l'opération telle que nous l'avons vue pratiquer :

Soins préliminaires. — 1° S'il est impossible d'obtenir l'asepsie absolue de la cavité buccale, il faut du moins en pratiquer le nettoyage complet, enlever le tartre des dents, extraire les chicots, faire plusieurs lavages avec la solution boriquée. Les lèvres, le menton et le cou seront rasés, savonnés et lavés à la solution phéniquée. 2° On pratique l'anesthésie après avoir fait une injection hypodermique de morphine et atropine. Comme on devra à coup sûr se servir du thermocautère on emploiera le chloroforme, à moins de contre-indication du côté du cœur.

On commence l'opération par l'incision de la lèvre inférieure exactement sur la ligne médiane. On poursuit cette incision jusqu'au voisinage de l'os hyoïde.

Section du maxillaire. — Si le malade possède encore des incisives, on les enlève, on passe une scie à chaîne au moyen d'une forte aiguille et l'on procède à la section de l'os toujours exactement sur la ligne médiane.

Arrivé là, le chirurgien faisant écarter les deux volets, représentés par les deux parties sectionnées du corps du maxillaire, détache au bistouri la muqueuse buccale, les muscles génio-glosses, génio-hyoïdiens, et poursuit plus ou moins cette dissection d'un côté ou des deux côtés à la fois, suivant la profondeur du néoplasme et son extension dans tel ou tel sens.

Il fait à mesure son hémostase et peut enlever les ganglions qui se trouvent dans la région de la glande sous-maxillaire, largement découverte.

On est frappé alors du jour que donne cette section du maxillaire et de la facilité avec laquelle elle permet de manœuvrer au fond même de la cavité buccale.

A ce moment, on saisit la langue soit au moyen d'une pince de Museux, ou d'une anse formée par un fil métallique solide, ce qui tient moins de place.

Un aide est chargé de la tenir tirée en avant et de côté. M. le professeur L. Tripier, pour opérer l'ablation de la tumeur sans être gêné par l'hémorrhagie, pratique alors la ligature élastique temporaire.

Cette ligature élastique mettant d'une façon absolue, à l'abri de l'hémorrhagie, on peut enlever très rapidement la tumeur, au moyen du bistouri ou avec des ciseaux.

La rapidité est ici de rigueur, en raison des accidents qui peuvent survenir dans le cours des opérations qui se font à l'entrée des voies aériennes.

On peut aussi opérer plus sûrement l'ablation complète de la tumeur. Celle-ci, une fois enlevée, on cautérise au thermocautère et cela pour deux raisons : 1° pour ne pas avoir d'hémorrhagie après l'enlèvement de la ligature élastique; 2° pour prévenir l'infection. — En effet, il se forme à la surface de la plaie une croûte qui s'oppose à l'absorption des liquides septiques de la bouche.

Un drain sera placé dans la partie déclive de la plaie et viendra sortir dans la région sus-hyoïdienne, où, il sera fixé à la peau au moyen de sutures en fil métallique.

Quand la langue a été enlevée en grande partie et que ses insertions au corps du maxillaire ont été détachées, le moignon entraîné par son propre poids serait exposé à se porter en arrière.

Il importe donc de le fixer en avant.

Pour cela, on passe un fil métallique fort au milieu du moignon et on le fixe à une des dents après la suture du maxillaire.

Au bout de quelques jours ce fil pourra être enlevé sans inconvénient.

Étudions maintenant : 1° la ligature élastique temporaire ; 2° le procédé de suture de M. L. Tripier ; 3° le pansement.

De la ligature élastique temporaire.

La ligature élastique temporaire (1) est un excellent procédé d'hémostase. Elle agit à la façon de la bande d'Esmarch, c'est-à-dire par compression, et supprime l'hémorrhagie artérielle et veineuse. Pour s'en convaincre, il suffit de consulter les résultats des expériences qui nous ont été inspirées par M. le professeur L. Tripier et que nous avons entreprises avec le concours de M. le docteur Imbert, chef de clinique chirurgicale (2).

(1) D'après Bouisson, le Dr Heylem a eu l'idée de passer autour de la tumeur un certain nombre de fils traversant l'épaisseur du tissu sain de la langue. Il s'en est servi d'abord pour attirer la tumeur au dehors et rendre l'excision plus facile. En deuxième lieu, pour exercer une compression hémostatique pendant l'opération. Enfin pour réunir les lèvres de la plaie et tenter la réunion immédiate. (*Dictionnaire encyclopédique des sciences médicales.* — LANGUE. — Pathologie chirurgicale, p. 413.)

(2) 1° *Expérience avec la ligature élastique.* — Après avoir pratiqué la ligature élastique de la langue, suivant la méthode que nous indiquons, nous avons sectionné transversalement cet organe en avant de la ligature. Nous avons lié la carotide interne du côté injecté et les deux carotides primitives près de la bifurcation de la carotide externe. Une boutonnière a été faite ensuite à la carotide primitive par laquelle nous avons introduit la branche d'un tube en Y. L'autre branche de ce tube était en communication par l'inter-

Deux cas peuvent se présenter : 1° le cancer occupe la plus grande partie de la langue; 2° le cancer est limité à une des parties latérales.

Dans le premier cas, après avoir saisi la langue avec une pince de Museux, on la fera attirer fortement en dehors. Dès lors, il sera facile de placer à sa base un fil suffisamment solide de caoutchouc, avec lequel on la pédiculisera. Pour cela, le mieux est

médiaire d'un caoutchouc avec un manomètre destiné à mesurer la pression que nous exercions, en poussant une injection de bleu de Beale avec une seringue, dans la branche mère d'un tube en Y.

A la suite de l'injection, toute la face du sujet se colore en bleu. Le moignon lingual est considérablement tuméfié ; mais à la surface de section de cet organe nous ne trouvons pas la moindre trace d'hémorrhagie, pas le moindre suintement, malgré la pression énorme accusée par le manomètre qui mesure 52 degrés.

2° *Expérience avec l'écraseur de Chassaignac.* — Après avoir pratiqué nos ligatures comme pour l'expérience précédente, nous avons placé la chaîne d'écraseur sur le milieu de la langue et la section de cet organe a été opérée en un quart d'heure. Par notre injection nous avons déterminé dans le manomètre une pression de 44°. La langue du sujet est grosse, la face injectée. Nous arrêtons l'injection à ce moment, car nous constatons à la surface de section une humidité caractéristique d'abord, puis un léger suintement.

3° *Expérience avec le thermocautère.* — Après avoir lié les carotides, nous avons sectionné la langue à 1 centimètre en avant du V lingual avec le thermocautère. Le manomètre marque 44°, à la suite de notre injection. A ce moment, pas d'hémorrhagie, mais léger suintement.

Contre-épreuve. — Section au bistouri de la langue en arrière de la cautérisation, hémorrhagie abondante en nappe.

4° *Expérience après la ligature des deux linguales.* — Après avoir lié les deux artères linguales, la carotide interne et la carotide primitive, en arrière du côté injecté, nous poussons notre injection et, à 28°, nous obtenons sur la surface antérieure de la langue sectionnée une hémorrhagie en nappe par la surface de section.

L'hémorrhagie paraît limitée du côté de l'injection; il n'y a donc pas d'anastomose d'un côté à l'autre, ce qui se reconnait à la coloration des tissus.

de faire plusieurs tours, et quand on croira que la constriction est suffisante, on arrêtera les deux chefs en les tordant et en plaçant sur eux une pince hémostatique.

Dans le second cas, on prendra une grosse aiguille montée sur un manche, et on l'introduira sur la ligne médiane, et d'avant en arrière, pour aller sortir un peu au-dessus de l'épiglotte. Cela fait, on passera dans le chas un double fil de caoutchouc, et il suffit de retirer l'aiguille pour avoir l'une des extrémités de ceux-ci dans la bouche et l'autre en dehors par en bas. Reste à introduire de nouveau l'aiguille par la même ouverture d'où elle vient de sortir et de la diriger vers la base de la langue, du côté malade; passant alors les deux chefs des fils restés dans la bouche, on retire de nouveau l'aiguille; il en résulte qu'on a ainsi deux anses et quatre chefs par en bas. L'une des anses servira à embrasser la langue dans le sens antéro-postérieur. A cet effet, on devra entailler sa pointe pour y engager le fil. L'autre agira de la même façon dans le sens transversal. Comme on le voit, ce procédé est calqué sur celui de Cloquet pour la ligature par la région sus-hyoïdienne.

Rien n'empêche de le varier ou d'en employer un autre, si l'on pense qu'il puisse mieux remplir l'indication.

Procédé de suture de M. le professeur L. Tripier.

Les chirurgiens sont unanimes à reconnaître la difficulté de maintenir les deux fragments osseux, lorsqu'on pratique la section du maxillaire.

C'est ainsi que l'on a pu voir dans une observation de Billroth, que le chevauchement des fragments s'était produit six fois malgré l'application d'une bande de gutta-percha, la fixation de ces fragments aux dents par des fils de platine, et une simple suture osseuse.

Pour éviter cet inconvénient, Langenbeck réunit ses deux fragments soit à l'aide de sutures, soit à l'aide d'une fine tige d'ivoire, qu'il fait pénétrer de chaque côté du canal dentaire. Le plus souvent, dit-il, les deux surfaces osseuses ne peuvent être maintenues en contact et leur soudure ne s'opère que secondairement.

Sédillot, après avoir enlevé un cancer de la langue, sectionna le maxillaire en <. Il ne fut pas aisé, dit-il, de maintenir réunis les deux fragments osseux. Il nous fallut renoncer à tous les appareils recommandés d'habitude et le moyen qui assura l'immobilité et le contact permanent des deux fragments fut une pince plate de 0,01 de largeur, emboîtant solidement le bord inférieur des deux moitiés osseuses et les fixant par une pression obtenue à l'aide d'une vis traversant les deux branches de l'instrument.

Tillaux, dans un cas, a perforé la table externe des

deux fragments pour y passer un fil d'argent et réunir en avant les deux chefs de ce fil.

Enfin, M. Martin a décrit un appareil assez compliqué pour maintenir les deux fragments du maxillaire inférieur dans les fractures. Il pose en principe que, quelle que soit la fracture, la partie buccale de l'appareil doit prendre son point d'appui sur l'arcade dentaire tout entière. Son appareil se compose de trois pièces : 1° une pièce buccale; 2° un ressort; 3° une plaque sous-mentonnière.

Dans le *Lyon Médical* (octobre 1885), M. Pollosson, dit: « L'appareil est surtout précieux dans les fractures graves, incoercibles, compliquées. Il ne le cède alors à aucun autre moyen de contention y compris la suture osseuse. »

Nous ne partageons pas cette dernière manière de voir, et si la suture osseuse a donné de mauvais résultats, ce qui ne s'est jamais produit avec le procédé de M. L. Tripier, hâtons-nous de dire qu'ils tenaient à ce que ces sutures étaient incomplètes, insuffisantes.

Voici en quoi consiste le procédé de notre maître.

Procédé de suture de M. le professeur L. Tripier. — Ce procédé se compose de deux sutures : une supérieure transversale, une inférieure verticale, ainsi qu'on peut s'en rendre compte en jetant un coup d'œil sur la figure ci-jointe.

Ces sutures ont pour but d'empêcher les mouvements d'avant en arrière et de haut en bas des deux fragments osseux sectionnés, et d'assurer leur coaptation parfaite.

Voici comment on les pratique : A l'aide d'un drill (modèle Collin) on pratique un trou partant d'une des lèvres de la plaie osseuse, à deux centimètres environ de la solution de continuité ; il vient sortir à l'union des deux tiers antérieurs avec le tiers postérieur. On opère de la même façon sur la section du côté opposé, et par cette petite ouverture on passe un

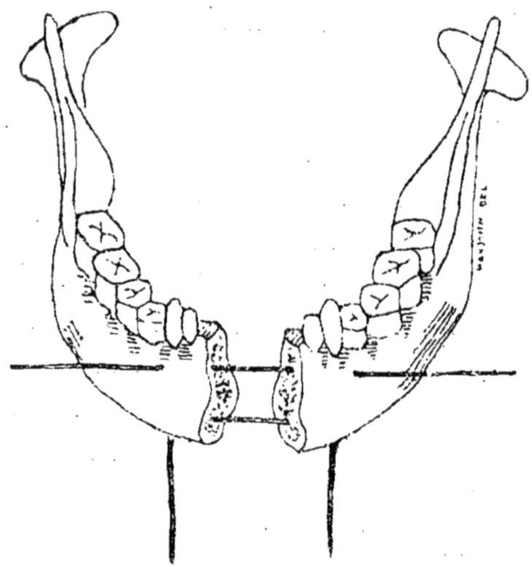

Disposition des fils dans le procédé de suture de M. le professeur Léon Tripier.

fil d'argent. La suture inférieure diffère de la précédente en ce sens qu'au lieu de se trouver sur la face antérieure du maxillaire, elle part du bord inférieur de cet os. Elle vient sortir au centre de la surface de section pour suivre du côté opposé le même chemin. Après avoir passé les fils métalliques, on tord les deux chefs et leur extrémité réduite à son minimum de longueur est ramenée contre l'os afin d'éviter la piqûre des parties molles.

Ce procédé de suture est absolument solide et pourrait être utilisé avantageusement dans tous les cas de section ou de résection temporaire, voir même dans certains cas de fracture où l'on aurait échoué avec les moyens ordinaires.

Suture des parties molles. — On rapproche les deux parties de la lèvre inférieure au moyen d'une première épingle placée un peu en dessous de la ligne qui réunit la muqueuse labiale à la peau, de manière à avoir un affrontement parfait; on l'assujettit au moyen d'un fil de soie passé en huit de chiffre. Une autre épingle sera placée au niveau du sillon labio-mentonnier; on pourra en mettre une troisième au-dessous du menton. Entre les épingles, on fera, avec un fil métallique, des points de suture entrecoupés, ces points se poursuivent sur le bord libre et à la face interne de la lèvre, de manière à avoir une adaptation parfaite, qui a en outre l'avantage de diminuer les chances d'infection de la plaie.

Du Pansement.

Après l'opération, la cicatrisation de la plaie est très prompte ordinairement, et la rapidité avec laquelle la perte de substance se comble, a toujours été un sujet d'étonnement pour tous les chirurgiens. Mais pour que cette cicatrisation se produise, il est indispensable d'avoir recours à un système de pansement qui assure l'asepsie complète de la cavité buccale.

Dans ce but, Billroth, Verneuil, Boyer, Krishaber et Terrillon se sont servis de gaze à l'iodoforme et alimentent leurs malades avec la sonde œsophagienne placée dans les fosses nasales. Nous rappelons seulement pour mémoire que la gastrotomie a été faite dans ce cas en Angleterre par Witehead.

L'introduction de liquides et d'aliments est évidemment une cause d'infection, mais si, à l'aide d'un pansement spécial, on peut empêcher le contact de la salive et des aliments avec la plaie, si, d'autre part, ce pansement, tout en servant de moyen de contention, exerce encore une certaine compression sur la plaie, nous pensons qu'on aura satisfait à toutes les indications.

Pour cela, M. le professeur L. Tripier commence par drainer sa plaie, puis, après avoir pratiqué la suture du maxillaire et des parties molles, il pulvérise sur la plaie de la poudre iodoforme, et applique contre le plancher buccal et le moignon lingual des tampons de gaze iodoformée, retenus en place par une plaque de gutta-percha qui vient se mouler sur les saillies et les anfractuosités du pansement.

Cette plaque peut être fixée au moyen de fils métalliques passés d'un côté à l'autre de la plaie, ou simplement maintenue dans sa situation par le fil métallique dont on se sert pour attirer le moignon lingual en avant.

Par ce moyen les liquides peuvent glisser sur cette surface sans pénétrer dans la plaie. Le tube à drainage, qui vient sortir au-dessus de l'os hyoïde, permet aux sécrétions de s'écouler facilement.

Un pansement avec de la gaze aseptique imprégnée de poudre d'iodoforme, du coton et de la gutta-percha, sera appliqué pour protéger le menton et la région sus-hyoïdienne.

Au troisième jour, on enlève les épingles, mais on laisse jusqu'au huitième jour les points de suture intermédiaires. Le pansement buccal peut rester huit ou dix jours en place, ce qui n'empèche pas de laver chaque jour la bouche avec de la solution boriquée. A ce moment, le travail de granulation est assez avancé pour que l'on n'ait pas à redouter les chances d'infection. Malgré cela, il est indiqué de continuer le même pansement jusqu'au moment où les bourgeons seront tellement exubérants, qu'il faudra suspendre l'usage de la gaze à l'iodoforme et recourir aux cautérisations de nitrate d'argent.

Observation I.

Guy (Alexandre), 61 ans, demeurant à la Chapelle-des-Bois (Doubs), entre à l'Hôtel-Dieu, salle Saint-Philippe (clinique chirurgicale de M. le professeur Léon Tripier), pour un épithélioma siégeant sur le bord droit de la langue, près de l'amygdale et ayant débuté par la muqueuse. Pas de ganglions, état général bon.

Opération le 17 novembre 1882. — Incision préalable de la commissure droite de la bouche pour se donner du jour; excision de la tumeur au bistouri et cautérisation avec le thermocautère.

Pansement à la gaze à l'iodoforme. — Par dessus, plaque

de gutta-percha qu'on maintient à l'aide de fils métalliques passés d'un côté à l'autre de la plaie.

Le 18 décembre, le malade guéri sort du service.

Il nous a été impossible de savoir ce qu'il était devenu.

Observation II.

Claude Benoît, employé de commerce, à Lyon (Rhône), âgé de 66 ans, entre à l'Hôtel-Dieu, salle Saint-Philippe (clinique chirurgicale de M. le professeur Léon Tripier), le 4 janvier 1883, pour un épithélioma ulcéré siégeant sur le bord droit de la langue. — Salivation abondante. — Douleurs vives irradiant du côté correspondant de l'oreille et de la face. Gêne de la mastication et de la déglutition. — L'ulcération ne s'étend pas en arrière jusqu'à l'épiglotte, mais le plancher buccal paraît légèrement envahi en avant.

Pas d'engorgement ganglionnaire. — État général bon.

Opération le 11 janvier 1883. — Ligature préventive des deux linguales rendue difficile par le développement du système veineux et le peu de longueur du cou. — Section verticale du maxillaire. On saisit la tumeur avec des pinces de Museux. — Excision au bistouri et au thermocautère.

Hémorrhagie veineuse très abondante. — Le malade respire mal et présente de la cyanose, — comme on craint la pénétration du sang dans les voies respiratoires on le fait asseoir sur son séant. Mais au même instant la respiration ne se fait pas, et on ne perçoit plus les battements du cœur.

Malgré cela, on essaye tous les moyens usités en pareil cas (respiration artificielle, électricité, etc.), mais c'est en vain.

L'autopsie n'a pas permis de constater des lésions du côté des organes. Il est probable que ce malade a succombé à une syncope.

Observation III

Aujard (Catherine), 63 ans, demeurant à Larajasse (Rhône), entre à l'Hôtel-Dieu, salle Sainte-Anne (clinique chirurgicale de M. le professeur Léon Tripier), le 19 octobre 1883, pour un épithélioma ulcéré de la langue. Il siège sur la partie inférieure gauche. Le plancher buccal est envahi et de nombreux ganglions indurés existent dans la région sous-maxillaire du même côté.

Pas d'antécédents héréditaires. Etat général bon.

Opération 30 octobre 1883. Ligature préalable de la linguale gauche. Section verticale du maxillaire. Extirpation de la tumeur à l'aide du bistouri. On enlève ensuite les ganglions malades en faisant, au fur et à mesure, l'hémostase avec des pinces à forcipressure. Ligatures. Lavages avec la solution borique. On place un drain dans la plaie et l'on passe à la suture du maxillaire inférieur (procédé de M. Léon Tripier). Pansement à la gaze à l'iodoforme et à la gutta-percha. Fils métalliques passés à travers les lèvres de la plaie pour tenir en place cette dernière.

Pas d'accidents ni de complications, pas de fièvre.

Le 19 novembre, sortie de la malade.

Le 30 avril 1889, on a revu cette femme; sa santé était excellente, pas de récidive, coaptation parfaite des deux fragments du maxillaire.

Observation IV

Duret (Pierre), demeurant à Lyon (Rhône), tisseur, âgé de 53 ans, entre à l'Hôtel-Dieu, salle Saint-Philippe (clinique chirurgicale de M. le professeur Léon Tripier), le 7 décembre 1884. Pas d'antécédents héréditaires.

Il y a cinq mois, le malade, qui fumait beaucoup, s'aperçut d'une petite ulcération siégeant sur le bord latéral droit de la langue, en arrière du V lingual. Cette ulcération aurait été produite par une dent cariée qui se trouvait à ce niveau. La dent extraite, l'ulcération n'en continua pas moins d'évoluer.

Un médecin de la ville l'opère au mois de septembre; un mois après, récidive. Le malade ressentit d'abord quelques douleurs, puis l'ulcération se reproduisit et marcha rapidement.

Actuellement, sur le bord latéral droit, en arrière du V lingual, on aperçoit une ulcération cratériforme de 2 centimètres de largeur. Les bords sont saillants; le fond de l'ulcère présente une teinte rouge grisâtre. Le pourtour est induré jusqu'à la partie médiane de l'organe. Le plancher buccal paraît sain. Les ganglions sous-maxillaires sont pris des deux côtés.

État général bon.

Opération le 14 décembre 1884. — Ligature préalable de la linguale droite. Section verticale du maxillaire. Ablation des ganglions. Excision de la tumeur au bistouri. Hémorrhagie artérielle et veineuse abondante, qu'on arrête avec des pinces à forcipressure et avec le Paquelin. Suture du maxillaire (procédé de M. L. Tripier). Drainage. Pansement à la gaze à l'iodoforme et plaque de gutta-percha, qu'on maintient en place à l'aide de fils passés de chaque côté de la plaie.

Pas d'accidents ni de complications, pas de fièvre.

Le 10 janvier, sortie du malade.

Nous avons vu ce malade dans les premiers jours du mois de mai de cette année; sa santé est excellente, pas de récidive. Coaptation parfaite des deux fragments osseux.

Observation V.

Soulié (Françoise), âgée de 51 ans, née à Voreppe (Isère), entre, le 4 novembre 1887, à l'Hôtel-Dieu, salle Sainte-Anne (clinique chirurgicale de M. le professeur Léon Tripier), pour un épithélioma ayant débuté depuis deux mois sur le bord gauche de la langue et présentant une ulcération elliptique d'environ 7^{mm}, rouge à la périphérie, jaunâtre et sanieuse au centre. Le pourtour de cette ulcération est induré ainsi que la base, et de chaque côté, dans la région sous-maxillaire, on sent de nombreux petits ganglions.

État général bon. — Pas d'antécédents héréditaires.

Opération le 10 novembre 1887. — Section verticale du maxillaire inférieur. — Dissection des parties molles du côté gauche. — Ablation des ganglions.

Ligature de la langue avec deux fils métalliques agissant

l'un dans le sens antéro-postérieur, l'autre dans le sens transversal en arrière de la tumeur. Ablation de celle-ci avec les ciseaux et le thermocautère. — Drainage. — Suture du maxillaire (procédé de M. L. Tripier). — Suture des parties molles. — Pansement à la gaze à l'iodoforme recouverte d'une plaque de gutta-percha maintenue par deux fils allant du bord de la langue à une molaire.

Pas d'accidents ni de complications, pas de fièvre. Le 30 novembre, la malade quitte le service complètement guérie.

Le 15 février 1889, elle se représente dans le service : récidive dans les ganglions du cou, rien du côté de la langue. —Pas d'intervention possible, on prescrit un traitement palliatif.

Réunion parfaite des deux fragments du maxillaire.

Observation VI.

Rachat (Jean), 65 ans, marchand ambulant, né à Saint-Bonnet-le-Château, entre à l'Hôtel-Dieu, salle Saint-Philippe (clinique chirurgicale de M. le professeur Léon Tripier), le 26 avril 1889, pour un épithélioma de la langue qui aurait débuté depuis treize mois.

Pas d'antécédents héréditaires. — Le malade est légèrement alcoolique, pas de syphilis. — Il fume et chique beaucoup.

Au début, il se forma une petite érosion sur le bord gauche de la langue, qu'il attribua à sa mauvaise dentition, mais, au bout de quelques semaines, elle s'étendait en largeur et en profondeur, et s'accompagnait de douleurs locales, pongitives irradiant du côté de l'oreille correspondante. Peu après, le malade s'aperçut que sa langue était indurée à gauche.

En même temps, salivation abondante et gêne de la déglutition. Actuellement, la langue présente une ulcération de deux centimètres de diamètre sur le côté gauche; les bords sont taillés à pic, la base est indurée. Toute la moitié gauche de l'organe, et même la base du côté droit, est indurée. Le pilier gauche du voile du palais est envahi et ulcéré. Le plancher buccal est intact, on sent seulement quelques ganglions dans la région sous-maxillaire gauche.

L'état général est bon, cependant le malade a un peu maigri. — Rien au cœur. — Rien aux poumons.

Opération le 11 mai. — Incision des parties molles en avant du maxillaire jusqu'à l'os hyoïde. — Section verticale du maxillaire sur la ligne médiane à l'aide de la scie à chaîne. — Dissection au bistouri de la muqueuse et des muscles génio-glosse et génio-hyoïdien du côté gauche. Cette dissection permet d'écarter largement le maxillaire de ce côté et découvre le champ opératoire.

On enlève les ganglions de la loge sous-maxillaire, l'hémostase est faite à mesure ; puis on saisit la langue avec une pince de Museux et on la confie à un aide.

On passe alors à l'aide d'une forte aiguille un double cordon de caoutchouc enfoncé à la base de la langue du côté droit et venant sortir sur sa face dorsale près de l'épiglotte. L'anse coupée, les deux fils sont ramenés sur le côté gauche et après les avoir passés autour de la langue, on tord les chefs à plusieurs reprises différentes de façon à exercer une compression aussi énergique que possible. Enfin, on les fixe au moyen d'une pince à forcipressure.

L'excision de la langue faite avec des ciseaux courbes est exsangue. On passe un fil métallique fort pour pouvoir attirer le petit moignon qui reste.

Toute la surface cruentée est immédiatement touchée au thermocautère et le fil élastique est enlevé. Pas traces de sang ; il n'en est pas de même lorsqu'on veut emporter avec des ciseaux le pilier antérieur et un point qui paraissait malade au niveau de l'amygdale. Il se produit même ici un petit jet qu'on est assez heureux pour arrêter avec le Paquelin.

On place un drain dans la partie déclive de la plaie qui vient sortir dans la région sus-hyoïdienne. Après un lavage à l'acide borique, on procède à la suture du maxillaire (procédé de M. L. Tripier) et l'on termine par la suture des parties molles.

Pansement de la plaie buccale avec la gaze à l'iodoforme et par dessus plaque de gutta-percha que l'on maintient avec le fil qui sert à attirer le petit moignon et qu'on fixe à une des dents de devant.

Pansement externe avec de la gaze aseptique, du coton et de la gutta-percha.

La température, qui était de 39° le soir de l'opération et de 38°3 le lendemain matin, est tombée le soir à 38°5; puis elle est restée, à partir de ce moment, au-dessous de 38°, pour redevenir normale.

Le 12, on change le pansement extérieur souillé.

Le 14, on retire les épingles.

Le 15, on enlève le fil qui retient le moignon lingual en avant.

Le 18, on coupe les fils de suture superficiels.

Le 21, on change le pansement buccal. La plaie est déjà granuleuse et a très bon aspect. Après l'avoir lavée avec de la solution borique, on replace de la gaze à l'iodoforme; extérieurement, comme à l'ordinaire : gaze aseptique imprégnée de poudre d'iodoforme, coton, papier à la gutta-percha, tours de bandes.

Le 29, pansement externe avec du lint et de la pommade boriquée. Intérieurement, le malade est toujours lavé avec une solution d'acide borique; on commence à cautériser les bourgeons exubérants avec le crayon de nitrate d'argent.

Depuis le jour de l'opération, le malade est nourri avec du vin, du bouillon et des potages légers.

Il articule imparfaitement, mais d'une façon distincte.

Convalescence rapide. Guérison certaine.

CHAPITRE IV

DISCUSSION

Nous avons dit en commençant ce qu'il fallait penser de ceux qui n'étaient pas partisans de l'opération, nous n'y reviendrons pas.

Mais il est une règle dont il ne faut jamais se départir, qui consiste, ainsi que l'a dit M. Trélat en 1883, « à vite reconnaître la tumeur et à l'opérer immédiatement si on veut avoir quelque chance de succès. » Il faut, en outre, faire une ablation large et précoce du néoplasme. C'est un précepte sur lequel il n'est pas inutile d'insister. Voici ce que dit à ce sujet M. Verneuil : « Je reprocherai au chirurgien de ne pas opérer assez largement, et de faire, dans la grande majorité des cas, des opérations insuffisantes et à peine palliatives, puisque, dans un certain nombre de cas, elles accélèrent plutôt qu'elles n'arrêtent la marche du mal. » C'est aussi ce que notre maître, M. le professeur L. Tripier, n'a jamais cessé de nous répéter dans ses cliniques.

En cas de néoplasme, voici sa formule : « Mieux vaut s'abstenir, si on n'est pas sûr de tout enlever. »

Quels sont les moyens d'exérèse auxquels on peut avoir recours? La ligature : c'est un moyen long — 8 jours au moins — douloureux, et qui expose à l'infection; par suite, nous le rejetons formellement.

L'écraseur de Chassaignac met à peu près sûrement à l'abri des hémorrhagies primitives, à condition toutefois de suivre strictement les règles posées par ce chirurgien. Mais il n'en est pas de même des hémorrhagies secondaires, ce qui tient non au mode de section des tissus, mais à l'infection de plaie.

L'anse galvanique, à l'inverse de l'écraseur de Chassaignac, ne met pas toujours à l'abri des hémorrhagies primitives, ce qui tient surtout à ce que la section est faite trop rapidement. Il faudrait pouvoir toujours opérer au rouge sombre, malheureusement on n'est pas maître de régler la température d'une seconde à l'autre. Par contre, avec ce mode de diérèse, on est bien mieux à l'abri des hémorrhagies secondaires, parce que la petite escharre qui se forme à la surface de la plaie empêche l'infection ou du moins y expose beaucoup moins.

Pour nous, l'écraseur de Chassaignac et l'anse galvanique sont bien supérieurs à la ligature ordinaire; mais en dehors des chances très rares, il est vrai, mais encore possibles d'hémorrhagie, nous lui reprochons surtout de ne pouvoir s'adapter aux cas où l'on en aurait le plus besoin. Pour les tumeurs de la partie libre de la langue, il n'y a rien à dire, mais pour les cas de tumeurs profondes — surtout si le plancher buccal est pris — il est certain qu'on ne sait pas ce que l'on fait, et en opérant ainsi il y a de grandes chances pour qu'on n'emporte pas tout le mal.

Le Paquelin a sur l'anse galvanique l'avantage de pouvoir être réglé comme on veut. Malheureusement, même au rouge sombre, quand on arrive sur l'artère linguale, il se produit un jet de sang (1). C'est pour cela que M. Verneuil emploie la ligature préalable des linguales. De cette façon, on peut amputer la tumeur avec le bistouri, les ciseaux courbes, et si l'on voit un point qui saigne, on le touche au thermocautère.

Reste à savoir si la ligature des linguales est suffisante dans tous les cas. Nous ne le pensons pas, étant donné que souvent l'artère sublinguale est fournie par l'artère sous-mentale, branche de la faciale. On a été jusqu'à dire qu'il en était ainsi dans la moitié des cas — alors même que ce chiffre serait exagéré, on ne peut nier que cette anomalie soit fréquente — mais que l'on tombe sur un cas de ce genre, c'est la ligature de la carotide externe qu'il eût fallu pratiquer. Du reste, c'est encore cette dernière ligature, qui seule permettra d'entailler les piliers du voile du palais ou l'amygdale elle-même, dans les cas où ces parties seraient profondément envahies par le néo-

(1) M. Léon Tripier nous a dit avoir fait autrefois des expériences à ce sujet Ce serait l'absence de compression qui empêche l'hémostase. En effet, en opérant de la même façon sur les tissus comprimés (ligature), le sang ne coule plus.

plasme, si l'on ne veut pas se trouver exposé à avoir une hémorrhagie très difficile à arrêter, à cause de la profondeur, et d'autant plus redoutable qu'on se trouve à l'entrée des voies respiratoires.

Donc c'est à la ligature de la carotide externe que nous donnerions la préférence dans les cas où la tumeur aurait gagné plus ou moins l'isthme du gosier. Mais il ne faut pas oublier que cette ligature n'est pas toujours facile. De plus, pour arriver sur ce vaisseau, on est obligé de se frayer un chemin à travers un véritable réseau veineux, sans parler des autres organes importants de la région qu'il faut également ménager. Mais si nous insistons spécialement sur la présence des vaisseaux veineux, c'est que la plaie qui en résulte communiquera plus ou moins avec la plaie buccale; or, comme celle-ci ne peut pas être aseptique dans le sens strict du mot, on sera par cela même beaucoup plus exposé à des complications d'origine infectieuse.

Donc, tout compte fait, la ligature préventive des linguales peut être insuffisante. Elle le sera certainement dans les cas où l'amygdale et les piliers du voile du palais sont envahis. Il est vrai qu'ici la ligature élastique temporaire ne donnera pas de meilleures garanties. Mais c'est précisément dans ces cas qu'on devrait recourir à la ligature primitive de la carotide externe. Hâtons-nous d'ajouter que déjà Lisfranc avait, au dire de Malgaigne, enlevé avec des ciseaux, sans hémorrhagie, le pilier antérieur, et dans sa dernière opération, nous avons vu M. le professeur Tripier en faire autant. Toutefois, en agissant sur l'amygdale, il se produisit un jet de sang, mais notre maître fut assez heureux pour l'arrêter avec le Paquelin. Ce sont là des hardiesses que justifie seul le succès, mais qui ne doivent pas être données comme des exemples à suivre, car une hémorrhagie de ces artères peut enlever la vie au malade.

Par contre, dans les conditions ordinaires, si la langue seule est envahie ou si les lésions du côté du pilier et l'amygdale sont très superficielles, c'est à la ligature élastique temporaire qu'il faut avoir recours.

Par ce procédé, on est absolument sûr d'être à l'abri de toute hémorrhagie artérielle et veineuse pendant toute la durée de l'opération. On peut amputer la langue comme un membre à la suite de l'application de la bande d'Esmarch, pas une goutte de sang ne jaillira, pas même le sang veineux, qui dans certaines circonstances peut mettre le chirurgien dans un cruel embarras.

La question de l'hémorrhagie étant résolue, il nous reste à déterminer le choix du procédé opératoire. A ce sujet le chirurgien devra évidemment se laisser guider, par le siège du mal, par son étendue, par ses ramifications, l'état du plancher buccal et surtout des ganglions.

Lorsque le cancer siégera sur la partie libre de la langue, et qu'il sera facilement accessible par les voies naturelles, on aura recours à la voie buccale ; on excisera la tumeur soit à l'aide du bistouri, soit avec les ciseaux courbes, et on touchera les surfaces de section avec le thermocautère.

Mais lorsque la destruction des tissus devra porter

sur le plancher de la bouche, la base de la langue, les ganglions, deux méthodes seulement permettent d'arriver sur les tissus malades et de les enlever entièrement :

1° Celle de Regnoli modifiée par Billroth et Verneuil ;

2° Celle de Roux-Sédillot, modifiée par Billroth et Langenbeck.

A laquelle donnerons-nous la préférence? La première est dangereuse, en raison de l'incision que l'on est obligé de faire dans le voisinage des vaisseaux du cou. Nous lui reprochons en outre de ne pas donner à l'opérateur une ouverture suffisante. Dans ce cas, le chirurgien pourra se trouver gêné par l'arc antérieur du maxillaire resté libre.

Avec le procédé de Sédillot, au contraire, le chirurgien a tous ses organes sous la main et peut manœuvrer à son aise. « Il enlève ce qu'il faut et voit ce qu'il doit respecter, et cela avec le bistouri, les ciseaux, le thermocautère : tout instrument est bon ; l'hémostase est facile. » (Reclus. *Clinique et Critique chirurgicales*, page 364.)

La double section latérale et temporaire de Billroth donne évidemment plus d'espace pour agir en arrière, mais elle expose le malade à un traumatisme considérable ; puis il y a la question de la soudure de l'os. Du reste, le procédé de Sédillot, donne une ouverture suffisante pour manœuvrer en arrière, ainsi qu'on peut s'en rendre compte sur le cadavre. En effet, lorsqu'on pratique la section du maxillaire inférieur au niveau de la symphyse, on obtient un écartement entre les deux surfaces de section de 3 cent., de 4 1/2 par la section du mylo-hyoïdien dans toute son épaisseur de haut en bas, et de 7 et même de 8, quand on sectionne la muqueuse, et qu'à l'aide d'un détache-tendon on désinsere le digastrique et le génio-hyoïdien.

« Malheureusement, dit Reclus, tous ces avantages s'achètent par des inconvénients très graves : la section des os n'est pas indifférente ; on crée une sorte de fracture compliquée et dans les conditions les plus mauvaises ; le foyer plonge dans une cavité à désinfection difficile ; les aliments mêlés à la salive se décomposent dans ce cloaque humide et chaud. L'absorption des matières putrides peut se faire par les canaux vasculaires largement ouverts de la substance osseuse, par les voies respiratoires et digestives. Et ce n'est pas une vue de l'esprit ! Plus d'un tiers des opérés sont emportés par des accidents infectieux. »

On pourrait reprocher encore à cette méthode les pseudarthroses consécutives à cette section, et même l'absence de consolidation des deux fragments.

Nous avons vu, en effet, à quelles précautions ingénieuses eut recours Sédillot pour empêcher le chevauchement et combien Billroth éprouva de difficulté chez un de ses opérés pour maintenir en place les deux fragments. Un malade de M. Verneuil a quitté l'hôpital avec une mâchoire irrégulière après quatre mois de traitement, affirme Reclus.

Grâce au procédé de suture de M. le professeur L. Tripier nous n'aurons plus désormais à redouter de semblables accidents.

Nous avons vu pratiquer cette suture sur Rachat, elle est d'une simplicité extrême, la réunion des parties molles se fait par première intention, l'affrontement des deux fragments osseux est parfait. Nous avons vu des malades, entre autres, Aujard (Catherine) opérée en 1883, Duret en 1884, Soulie (Françoise) en 1887, rien chez eux ne trahissait une opération semblable ; la coaptation était parfaite et les fils d'argent restés en place n'avaient donné lieu à aucun accident.

Enfin, le pansement tel qu'il est pratiqué par notre maître réalise encore un grand progrès. Par les tampons de gaze iodoformée, retenus en place par une plaque de gutta-percha, les malades se trouveront à l'abri de toute hémorrhagie et de tout élément infectieux. On se contentera de prescrire au malade le repos le plus absolu, d'éviter de parler et de ne pas faire de mouvements intempestifs.

Il offre encore un autre avantage, celui de pouvoir les alimenter par les voies naturelles, au lieu d'avoir recours à la sonde œsophagienne, comme MM. Verneuil et Krishaber, ou au rectum et à la gastrotomie comme Witehead en Angleterre.

CONCLUSIONS

Etant donné un malade atteint du cancer de la langue, il faut :

1° Opérer le plus tôt qu'on pourra ;

2° Pratiquer une ablation aussi large que possible ;

3° Si on n'est pas certain d'enlever toutes les parties malades, mieux vaut s'abstenir ;

4° Lorsque le cancer siège à la partie antérieure de la langue, on extirpera la tumeur par la voie buccale ; dans tous les autres cas, on doit préférer le procédé de Roux-Sédillot ;

5° Les instruments nécessaires sont : le bistouri, les ciseaux courbes, le thermocautère ;

6° L'hémostase doit être faite dans les cas de tumeur profonde, à l'aide de la ligature élastique temporaire et du thermocautère ;

7° Pour affronter aussi exactement que possible les surfaces de section du maxillaire inférieur, nous conseillons de recourir au procédé de suture de M. le professeur Léon Tripier ;

8° Quant à la plaie elle-même, elle doit être largement lavée, drainée et pansée avec de la gaze à l'iodoforme, qu'on maintient en place au moyen d'une plaque de gutta-percha.

www.ingramcontent.com/pod-product-compliance
Ingram Content Group UK Ltd.
Pitfield, Milton Keynes, MK11 3LW, UK
UKHW020441230726
13925UKWH00004B/1769

9 782019 252960